Buchanalyse: Die Nemesis der Medizin - Kritik an der Medikalisierung des Lebens

KULTURELLE IATROGENESIS

VON DIETRAM DOMBROWSKI

STUDIENARBEIT

KARL-FRANZENS-UNIVERSITÄT GRAZ

Inhalt

1. Einleitung:
1.1. Der Autor

Ivan Illich wurde am 4. September 1926 in Wien geboren. Sein Vater war katholischer Kroate, seine Mutter deutsche Jüdin mit spanischen und amerikanischen Vorfahren. In der NS-Zeit musste er Österreich verlassen und machte 1942 in Florenz seine Matura. Anschließend studierte er in Rom zuerst Naturwissenschaften, dann Theologie und Philosophie. Er beendete seine Studien alle summa cum laude. 1950 wurde er zum Priester geweiht. Nach der Promotion arbeitete er als Armenpriester in den Slums von New York. Von 1956 - 1960 leitete er die Universität von Puerto Rico. Später nahm er die amerikanische Staatsbürgerschaft an.

Nach vielen Auseinandersetzungen mit dem Vatikan gab er 1969 alle priesterlichen Funktionen auf. In den 1970er Jahren war Illich einer der meist beachteten Kritiker von moderner Zivilisation, Technik, Bildung und Medizin. Als Universitätsdozent lehrte er in New York, Kassel, Berkeley und Marburg und wurde 1986 Professor an der Pennsylvania State University. Seit Anfang der 1990er Jahre war sein Lebensmittelpunkt in Bremen, wo er an der Universität als Gastdozent lehrte. Er verbrachte aber auch jedes Jahr einige Monate an der Penn State und in Mexiko. In den letzten Jahren war er schwer krank und zog sich aus dem öffentlichen Leben zurück. Ivan Illich starb am 2. November 2002 in Bremen.

„Sowohl seine Vita als auch der Beginn seiner Publikationstätigkeit (1970) weisen Illich als Entwicklungstheoretiker aus."[1] Seine Thesen sollen weltweit Geltung erlangen. Für die sogenannten Entwicklungsländer seien diese besonders relevant, da jene noch die Chance hätten, den Durchgang durch das industrielle Zeitalter zu vermeiden. Hier wird besonders deutlich, wie das Streben nach maximalem Wohlstand und maximaler Produktivität mittels nicht-konvivialer Werkzeuge durch die beginnende Modernisierung Mangel erzeugt.

Die Verallgemeinerung des westlichen Entwicklungsmodells ist Illich zufolge ein Ding der Unmöglichkeit.[2]

1.2. Werke

Im deutschsprachigen Raum wurde Ivan Illich in den siebziger Jahren durch vier Bücher bekannt: "Nemesis der Medizin", "Entschulung", "Selbstbegrenzung" und "Fortschrittsmythen".

Illich propagiert in seinen Werken nicht den Verzicht auf moderne Technik, nur „konvivial" soll sie sein. Auch muss sie ohne Lizenz durch Experten, ohne Zwang oder Verletzung von Freiheitsrechten anderer nutzbar sein. Er nennt Telefon, Fahrrad und Post solche modernen konvivialen Werkzeuge. In einer postindustriellen Gesellschaft, wie Illich sie sich vorstellt, können

---

1 Jakobeit; Ziai. 2003
  ,

2 Vgl.: ebda.

durchaus mehrere komplementäre Produktionsweisen nebeneinander existiere. Illich weist aber deutlich darauf hin, dass er *„keine detaillierte Fiktion einer Zukunftsgesellschaft liefert, sondern lediglich eine Richtschnur für das Handeln vorschlägt, die dazu beiträgt, eine freiheitsmindernde Verselbständigung der menschlichen Werkzeuge zu verhindern."* [3]

Schriften von Ivan Illich (laut Jakobeit/Ziai)

1970   Celebration of awareness: Call for institutional revolution. New York (dt. Almosen und Folter. Verfehlter Fortschritt in Lateinamerika. München 1970; Neuauflage München 1996 u.d.T.: Klarstellungen)

1971   Deschooling society. New York (dt. Entschulung der Gesellschaft. München 1972)

1973   Tools for conviviality. New York (dt. Selbstbegrenzung. Eine politische Kritik der Technik. Reinbek 1975)

1973   Energy and equity. (dt. Die sogenannte Energiekrise oder die Lähmung der Gesellschaft. Das sozial kritische Quantum der Energie. Reinbek 1974)

1974 Medical Nemesis (dt. Die Enteignung der Gesundheit, Reinbek 1975. Neuauflage Reinbek 1981 u.d.T.: Die Nemesis der Medizin)

---

3 Jakobeit; Ziai; 2003

1978a Towards a history of needs. New York (dt. Entmündigung durch Experten. Zur Kritik der Dienstleistungsberufe, Reinbek 1979)

1978b The right to useful unemployment (dt. Fortschrittsmythen. Schöpferische Arbeitslosigkeit. Reinbek 1978)

1982 Gender. New York (dt. Genus. Zu einer historischen Kritik der Gleichheit. Reinbek 1983)

1988 (mit B. Sanders) ABC. The alphabetisation of the popular mind. San Francisco (dt. Das Denken lernt schreiben. Lesekultur und Identität. Hamburg 1988)

Zitiert wird nach den deutschen Ausgaben

Schriften über Ivan Illich und weiterführende Literatur

Schiller, Theo (1985): Illichs Politik der neuen Unmittelbarkeit, in: Pfürtner, Stephan H. (Hg.): Wider den Turmbau zu Babel. Disput mit Ivan Illich. Reinbek

Rahnema, Majid / Bawtree, Victoria (Hg., 1997): The Post-Development Reader. London: Zed Books

1.3. Einbettung des Textes

1975 erschien dieses Buch zum ersten Mal unter dem Titel „Die Enteignung der Gesundheit." Ivan Illich, ein ebenso guter Analytiker des Bildungssystems, zeigt darin auf - beginnend mit dem Impfen - wie sich die Menschheit durch die Medizin selbst ausrottet. Damals löste das Buch einen kurzen Aufschrei aus. Für viele Studenten der Medizin wurde dieses Buch eine Zeit lang zur Pflichtlektüre, um dann letztendlich nichts zu bewirken oder sogar das Gegenteil. Es wurde noch schlimmer.

Illich schreibt im ersten Teil seines Buches über die klinische Iatrogenesis, die Pestilenz der modernen Medizin. Er zweifelt den sogenannten medizinischen Fortschritt an und nennt den Erfolg der Ärzte eine „Illusion". Die Epidemien und Krankheiten des 19. Jahrhunderts gingen zwar zurück, doch traten neue „moderne Epidemien" hervor wie Koronarerkrankungen, Fettleibigkeit und Bluthochdruck. Eine direkte Verbindung zwischen dem Wandel der Krankheitsbilder und dem medizinischen Fortschritt lässt sich nicht nachweisen.

Sie sind wahrscheinlich Folge von politischen und technologischen Umwälzungen und haben wenig mit den Gesundheitsberufen zu tun. Krankheiten, mit denen man heute zu tun hat, sind oft Folgen der ärztlichen Eingriffe an gesunden oder kranken Menschen.[4] Illich schreibt viele Leiden der falschen Behandlung durch Ärzte zu oder der Kombination von unterschiedlichen Medikamenten, deren Nebenwirkungen sich schädlich auf den Körper auswirken.

---

4 Vgl. Illich 1995, 17/18

Ilich schreibt über nutzlose, ja schädigende ärztliche Behandlungen am wehrlosen Patienten.

Der zweite Teil des Buches, die soziale Iatrogenesis. Soziale Iatrogenesis ist gegeben, wenn sich Gesundheitspflege in eine standardisierte Massenware verwandelt und jegliches Leid ins Krankenhaus verbannt wird.[5] Illich schreibt über den übermäßigen und unnötigen Konsum von medizinischen Drogen und die dadurch bedingte Zerstörung der gewachsenen Struktur in verschiedenen Kulturen, die damit das ausgewogene Verhältnis zu ihren kulturell bedingten Heilmitteln verliert. Der geregelte Umgang mit den Giften jeder Kultur wird durch die „pharmazeutische Invasion" zerstört. Häufig fügen sie der Gesundheit mehr Schaden als Nutzen zu. Sie vermitteln eine Vorstellung von einem Körper der wie eine mechanisch betriebene Maschine funktioniert und ebenso reparabel ist.

In ärmeren Ländern der Welt werden Medikamente, die anderswo bereits aus dem Verkehr gezogen wurden, verkauft. Wird die Medizin zu einem organisierten Betrieb und die berufliche Autonomie der Ärzte zum Monopol, dann werden die Menschen unfähig sich mit ihrer Umwelt aktiv auseinander zu setzen. Die Menschen handeln nicht mehr selbstständig und können Heilmittel nicht mehr selbstverantwortlich verwenden. Die Menschen sind durch die industrielle Arbeit und Freizeit verstört und krank gemacht. Sie flüchten unter die ärztliche Aufsicht und werden damit gleichzeitig vom notwendigen

---

5 Vgl. Illich 1995, 31/32

politischen Kampf um eine gesündere Welt und gegen die Belastungen des ökonomischen Wachstums ausgeschlossen. Die ärztlichen Diagnosen lassen somit indirekt weitere teure Produkte des Industriesystems gedeihen.[6]

Die Medizin bestimmt wie sich Kranke zu verhalten haben und definiert was normal und was abnorm ist. Der Teil des Jahreseinkommens, der nach Anweisungen des Arztes ausgegeben wird lässt einen Rückschluss über die Medikalisierung des Lebens zu.

Im Jahr 1950 war dies in den USA weniger als ein Monatseinkommen. Mitte der siebziger Jahre mussten durchschnittliche Arbeitnehmer bereits fünf bis sieben Wochen für den Erwerb medizinischer Dienstleistungen aufwenden. Ärzte stiegen in die höchste Einkommensklasse auf.

Der Konsum von Medikamenten kennt keine Grenzen. Die Umsätze im vergangenen Jahrhundert nahmen in den USA um das Hundertfache zu. Das gilt auch für andere Medikamente wie Beruhigungsmittel.

Diese medikalisierte Sucht übertrifft sämtliche andere Vergnügungen zur künstlichen Erzeugung von Wohlgefühl. Der Mensch hat gelernt den einfachen Weg zu gehen und sich für den Zustand, den er sich wünscht, das Medikament zu kaufen, das er dazu braucht.[7]

---

6 Vgl. Illich 1995, 32ff.

7 Vgl. Illich 1995, 47ff

1.4. Textgattung

Der Text gehört zu den gesellschaftskritischen Texten. Illich kritisiert sowohl das Gesundheitswesen, als auch die Medizinmaschinerie. Es geht um das Medizinsystem der Industriestaaten. Illich wendet sich vor allem auch an medizinisch nicht gebildete Menschen. Es ist ein Aufruf an die Menschen die Verantwortung für ihr Leben von den Spezialisten wieder zurückzufordern. Es geht gegen die Täuschung, vorgegaukelt durch die Medizin, dass der Mensch durch die medizinische Technologie der totalen Reparierbarkeit immer näher komme.

Die Kritik Illichs richtet sich gegen die Institutionen und Technologien der modernen Industriegesellschaft.

„Die Nemesis der Medizin" ist Illichs erfolgreichstes Buch. Die erste Auflage dieses Buches erschien 1975 unter dem Titel „Die Enteignung der Gesundheit" im Verlag Rowohlt. Die englische Originalausgabe hieß „Limits to Medicine". Das Buch war zunächst nicht vorrangig als Angriff auf das Medizinsystem geplant, sondern „als ein Beitrag zur Ökonomie, zum Radikalmonopol und mit dem Zweck, verschiedene Niveaus von Kontraproduktivität zu unterscheiden".[8]

In Anlehnung an jenes Buch das Illichs unterscheiden Autoren oft drei Ebenen der spezifischer Zweckwidr

igkeit. Die medizinische Iatrogenese, die medizinische Behandlung beschädigt Patienten. Das Medizinsystem macht es

---

8 Duden, Barbara 2003, 13

12

unmöglich, zuhause zu gebären, zu sterben und krank zu sein, also die soziale Iatrogenese und insbesondere zerstört der Glauben an eine machbare Gesundheit die Bereitschaft und Fähigkeit zum Leiden und Sterben, die kulturelle Iatrogenese.[9]

Illich ist ein Querdenker, Analytiker und Kritiker. Seine Kritik gilt der Zivilisation unserer Zeit. Illichs Schriften sind eine *„Kritik an den Gedankenlosigkeiten der Moderne".*[10]

1.5. Perspektive

In Illichs Schriften ist zu erkennen, dass er ein Universalgelehrter ist, der sich auch mit Fragen der mittelalterlichen Kirchengeschichte beschäftigt hat, mit dem modernen Transportwesen, oder dem Wandel der Geschlechterverhältnisse. Besonders bekannt wurde Illich durch seine Kritik an der Institution der Schule, die sich eine grundlegende Kritik an der modernen Industriegesellschaft erkennen lassen." Er arbeitet in seinen Schriften keine systematischen Theorien aus. Es handelt sich „eher um Streitschriften, deren provokante Thesen Veränderungen herbeiführen sollen." [11]

Das Buch „Nemesis der Medizin" erschien erstmalig 1975 unter dem Titel „Die Enteignung der Gesundheit". Die Leser waren schockiert und fühlten sich zum Teil provoziert. Illich zeigt auf, wie

---

9 Vgl. Ebda, 10
10 Vgl. Jakobeit; Ziai 2003
11 Ziai; Jakobeit 2003

Interessengruppen wie Ärzte und Pharmaindustrie und deren Ideologien den Patienten zum abhängigen Verbraucher machen und die Medizin zum Verbrauchsgut werden lassen. „Entfremdet von der natürlichen Erfahrung von Gesundheit, Krankheit und Tod, deren Definitionen wir lieber den Ritualen der Ärzteschaft vorbehalten, sind wir so dem Irrglauben verfallen, der Mensch sei vollständig reparabel. Ein Buch, das gerade auch angesichts der gegenwärtigen Diskussion um Organtransplantation, künstliche Befruchtung, gentechnische Eingriffe usw. von beklemmender Aktualität ist."[12]

Illich legt sich mit den Institutionen an. Er kritisiert das Gesundheitssystem, das Bildungssystem und die katholische Kirche. „Ivan Illich hat nichts ausgelassen, hat scharfsinnig analysiert und ironisch formuliert." [13]

Er erlangt dadurch weltweites Ansehen, er konnte aber nichts ändern.

Heute zeigt sich, dass Illich mit seinen Warnungen vor der Bedrohung der Gesundheit durch die Ärzteschaft recht hatte. Er nannte das Recht, das sich die „Medizinbürokratie" herausnahm „Diagnostischen Imperialismus", dieser entschied wer Autofahren oder der Arbeit fernbleiben darf, oder wer weggesperrt werden muss.

„Tatsächlich hat die Medizin bis heute kein schlüssiges Menschenbild entwickelt. Sie kann zwar Auffälligkeiten bis in die

---

12 Illich 1995, 2, Verlagsinformation
13 Urban 2002

molekulare Basis zurückverfolgen, aber weiß nicht zu sagen, was Gesundheit ist und was Krankheit."[14]

Die schon sehr lang andauernde Diskussion über die Sozialsysteme hatte Ivan Illich bereits 1975 vorausgeahnt:

> *„Der Fähigkeit zur Selbstbestimmung stehen die von uns selbst geschaffenen Institutionen und die immer größer werdende Schar von Spezialisten und Experten im Wege, die den Menschen entmündigen. Wie es aussieht, werden die Institutionen sich die Macht nicht nehmen lassen."*[15]

1.6. Fragestellungen

Der Schlüsselbegriff bei Illich ist die sogenannte Iatrogenesis. Mit diesem Wort werden gesundheitsschädigende Effekte beschrieben, die durch medizinische Behandlungen hervorgerufen werden.

Iatrogenesis bedeutet allgemein:

> *„Alle durch die ärztliche Tätigkeit verursachten oder durch die Person und das Verhalten des Arztes bedingten Krankheiten oder Verschlimmerungen von Krankheiten und Beschwerden. So kann beim entsprechend disponierten Patienten auf Grund des fehlerhaften Verhaltens des Arztes, des Psychologen oder anderen diagnostischen und therapeutischen Personals, etwa durch ängstigende oder verletzende Bemerkungen oder durch den übertriebenen Einsatz apparativ-technischer Mittel, eine iatrogene Fixierung der Beschwerden auftreten (klinische Iatrogenesis). Die soziale Iatrogenesis liegt dann vor, wenn ein nach Wohlfahrtsprinzipien ausgerichtetes Gesundheitswesen den*

---

14 Ebda

15 Urban 2002

einzelnen Patienten zum passiven Konsumenten medizinischer Dienstleistungen macht und dadurch die natürliche Heilungskraft und den Willen des Kranken, mit seinem Leiden selbst fertigzuwerden, untergräbt. Die strukturelle (= kulturelle) Iatrogenesis ist dadurch gekennzeichnet, daß die Autonomie des einzelnen Patienten durch den ärztlichen Professionalismus gelähmt und so der Kranke systematisch dazu erzogen wird, seine Eigenverantwortung dem ärztlichen Fachmann abzutreten."[16]

Illich unterteilt den Begriff in die klinische, die soziale und die kulturelle Iatrogenesis. Bei der kulturellen Iatrogenesis beschäftigt sich Illich mit der Frage inwieweit *„der Medizin-Betrieb den Willen der Menschen schwächt, ihre Realität zu erleiden".17*

Was bedeutet Schmerz? Was bedeutet Krankheit und Gesundheit? Wie wurde „Krankheit" und ihre Beseitigung erfunden? Wie geht unsere Gesellschaft mit „Tod" um?

Illich geht auch der Frage nach, wie die Menschen durch medizinische Interventionen derart entmündigt werden, dass sie sich der Realität nicht mehr in entsprechender Weise aussetzen. Dazu gehört natürlich einerseits Krankheit und Tod zu ertragen, aber auch die Fähigkeit den Alltag zu meistern, Erfolge zu genießen, sich in allen Situationen lebendig zu fühlen. Er fragt, wie sich das Verständnis von Gesundheit in verschiedenen Kulturen entwickelt und jeweils andere Umgangsweisen mit Schmerz, Krankheit, Schwäche und Tod entstehen.

---

16 Medizinische Psychologie Uni Freiburg

17 Illich 1995, 91

In seinem Nachwort zur 5. Auflage sagt Illich selbst, dass das wichtigste Thema, welches für ihn zu erforschen gilt, heißt: „Was sagt das Gesundheitswesen?"[18]

Wie in seinen anderen Werken "Entschulung", "Selbstbegrenzung" und "Fortschrittsmythen" befasst sich Illich mit der Frage wie sich Menschen gegen die Übermacht der Institutionen wehren können. Wie gelingt es uns Menschen nicht zum süchtigen Verbraucher degradiert zu werden? Das Monopol der Gesundheitsberufe wird in Frage gestellt.[19]

2. Inhalt

Ivan Illich: Kulturelle Iatrogenesis, in Ivan Illich: Die Nemesis der Medizin. Krirtik der Medikalisierung des Lebens, München 1995 (1976), 91-125

Nach der klinischen Iatrogenesis und der sozialen Iatrogenesis schreibt Illich im Teil III des Buches über die kulturelle Iatrogenesis. In der Einleitung schreibt er über die Medizin, die als „allbeherrschendes, moralisches Unternehmen"[20] fungiere.

---

18 Illich 1995, 205
19 Vgl.: Jakobeit, Ziai; 2003
20 Illich 1995, 150

Das Abtöten von Schmerz

Nervenreize, die zu Schmerz führen, werden je nach Kultur und Persönlichkeit eines Menschen anders erfahren. Die Medizin-Zivilisation nimmt dem Schmerzempfinden seine persönliche Bedeutung und wandelt ihn in eine technische Frage um. Menschen verlernen, dass das Leiden ein Teil der Realität ist. Traditionelle Kulturen sehen Schmerz, Schwäche und Tod als Herausforderung auf die angemessen reagiert werden muss. Eine medikalisierte Zivilisation hingegen macht daraus Probleme, die vom Wirtschaftssystem gelöst werde sollen. Schmerz wird aus jedem subjektiven oder objektiven Zusammenhang gelöst, sodass Schmerzen nicht mit Würde, sowie in traditionellen Kulturen, ertragen werden können. Schmerz wird nicht mehr als eine besondere Erfahrung akzeptiert. Das Industriesystem liefert medizinische Schmerztöter. Schmerz wandelt sich in die Nachfrage nach mehr Drogen, Spitälern und ärztlichen Dienstleistungen. Der Schmerz wird zum politischen Problem. Leiden ertragen zu müssen wird als Versagen des sozio-ökonomischen Systems interpretiert. Wie Schmerz in seiner Intensität oder Qualität empfunden wird, hängt stark von der jeweiligen Kultur ab. Umstände und Gewohnheiten bestimmen das Maß an Angst und bestimmen welche Bedeutung körperlichen Empfindungen beigemessen wird und wie intensiv sie gespürt werden. So beschreibt Illich, dass Soldaten Morphiumspritzen zurückwiesen da sie vom Militärdienst befreit werden wollten. Wären ihnen ähnliche Verletzungen im Operationssaal zugefügt worden, hätten sie solche Schmerzstillung für unbedingt notwendig erachtet.

Sobald also die Kultur medikalisiert wird, verfallen laut Illich die sozialen Determinanten des Schmerzes. Die medikalisierte Zivilisation behandelt den Schmerz als physische Reaktion die verifiziert, quantifiziert und reguliert werden kann. So entscheiden Ärzte, welcher Schmerz physisch, welcher psychisch, welcher eingebildet oder simuliert ist.

Drei besondere Probleme werden sichtbar, wenn man sich wie Illich mit der Historie des Schmerzes befasst:

1. Der stattgefundene Wandel im Verhältnis zwischen Schmerz und anderen Leiden wie Kummer, Schuld, Sünde, Angst, Furcht, Hunger, Schwäche und Unbehagen. Schmerz hat seine Position verändert. Es scheint als sei Schmerz nur jener Teil menschlichen Leidens der in die Kompetenz und unter die Kontrolle der Ärzte fällt.

2. In der deutschen Alltagssprache gibt es für das, was die heutige moderne Medizin mit dem Terminus Schmerz benennt kein Äquivalent. In den meisten anderen Sprachen bedeutet das von Ärzten verwendete Wort auch Angst, Kummer, Scham, Folter, Strafe usw. oder einfach „das Schlechte".

3. Die dritte Schwierigkeit in der Historie des Schmerzes liegt in der Wert- und Erkenntnislehre. Ein Mensch wird die Worte „mein Schmerz" nie genauso verstehen können, wie ersterer sie meint, da er dafür nie dieselbe Empfindung erfahren kann.

Der Schmerz ist ein Unwert der eine außerordentliche Gewissheit darstellt. Wie „mein Schmerz" nur der jeweiligen Person gehört, ist jeder damit auch ganz allein. Der Schmerz eines anderen wird nie so empfunden werden wie der eigene. Die einzige Gewissheit über die Schmerzen des anderen ist die des Mitleids. Verbunden mit dem Mitleid ist die Gewissheit, dass jeder mit seinem Schmerz allein ist. Schmerzen, die jemand erleidet haben immer eine soziale Dimension, das heißt, die Gesellschaft in der wir leben, bestimmt mit, wie Leiden und körperliche Verletzungen als konkreter Schmerz empfunden werden. So müsste es möglich sein, die historische Dimension des Schmerzes in seinem durch die Medikalisierung bestimmten Wandel zu untersuchen.

Wahrnehmung des Schmerzes ist immer mit einer Fragestellung verbunden. In einer Gesellschaft aber, die Anästhesie so hoch bewertet, wird diese dem Schmerz eigene Fragestellung zu ignorieren.

Schmerzempfindung ist in einen kulturellen Rahmen gebettet, die Kultur bietet dem Menschen Wörter, Drogen, Mythen und Vorbilder um den Schmerz als persönliche Erfahrung erleben zu können. Jede Kultur bietet nicht nur ihre eigenen psychoaktiven Arzneien und gibt religiöse oder mythische Begründungen (Karma, Kismet, Sünde) für den Schmerz, sondern auch die Anleitung Schmerz mit Würde zu ertragen und die Fähigkeit ihn zu behandeln (Mohn, Duftstoffe, Massage). Durch die Medikalisierung wird jedoch jedes kulturelle Programm der Schmerzbehandlung aufgelöst und durch technische Bewältigung ersetzt. Dem moderne „Medizin-Funktionär" geht es nicht primär um Heilung sondern um Behandlung. Eine „technische Abtötung" von Schmerz, vorgenommen durch Experten war allen europäischen Kulturen fremd. Dafür gibt es drei Gründe:

- Schmerz als kosmische und mythische Erfahrung des Menschen von einem beschädigten Universum.
- Schmerz als Zeichen für das Böse in der Natur als Teil des Ganzen.
- Schmerz als Erfahrung der Seele des Menschen die im ganzen Körper präsent ist.

Gegen den Schmerz als eine persönliche Erfahrung, die verstanden und erlitten werden musste steht die Trennung von Körper und Seele, durch eine Konstruktion des Körpers durch Descartes. Der Schmerz wird nun als Signal des Körpers verstanden um seine „mechanische Unversehrtheit" zu wahren.

Erfindung und Beseitigung von Krankheit

Der große Irrtum der französischen Revolution bestand in dem Glauben, dass Ärzte den Klerus ersetzen können und dass Krankheit durch Herstellung von Freiheit, Gleichheit und Brüderlichkeit verschwinden würde. Das Volk sollte zu gesunder Lebensweise angehalten werden, sodass ärztliche Betreuung weniger notwendig würde. Dem Volk soll alle „Macht über die Gesundheit" wiedergegeben werden. Hospitäler waren bis ins 18. Jahrhundert nur für unheilbar Kranke, Verrückte und Findelkinder. Extremisten forderten die Schließung der Krankenhäuser und Pflege aller Kranken zu hause, so wie die Reichen schon immer gepflegt wurden. Medizin wurde zu einem politischen Problem

21

erhoben. Krankheit wurde erst ab der Hälfte der 19. Jahrhunderts als Sachverhalt verstanden, davor als persönliches Leiden. Im Zuge der mechanischen Auffassung des Körpers durch Descartes wurde Krankheit zu einer mechanischen Störung und der Schmerz zu einem „roten Warnlicht". Krankheit wurde der Mittelpunkt des medizinischen Systems und nicht mehr der leidende Mensch. Krankenhäuser wurden Stätten in denen Krankheiten so identifiziert, organisiert und klassifiziert wurden, um „Fälle" zu studieren und sie künftigen Ärzten vorzuführen.

Wie Krankheit wurde auch Gesundheit zu einem klinischen Status des Fehlens von klinischen Symptomen. Krankenhäuser haben sich von ehemaligen Pesthäusern zu „Reparaturwerkstätten", nach Abteilungen gegliedert, gewandelt. Wie auf anderen Wissensgebieten setzte sich auch im Bereich der Krankheit/Gesundheit eine bestimmte Norm durch. Als Krankheit galt das, was nicht der klinischen Norm entsprach. Ende des 19. Jhdts. wurden Normen und Standards zu fundamentalen Kriterien der Diagnose und Therapie. Der Krankheitsbegriff befindet sich in einer Krise. Die Existenz von physischen Krankheiten kann in ihrer realen Existenz durch Messungen und Experimente bestätigt werden. Das trifft auf die psychische Erkrankung nicht zu. Diese ist gänzlich vom psychiatrischen Urteil abhängig. Messungen an psychischen Zuständen sind nur innerhalb eines ideologischen Rahmens möglich. Eine antipsychiatrische Auffassung spricht den psychischen Abweichungen den Charakter von Krankheit ab und legitimiert damit den nichtpolitischen Staus der physischen Erkrankungen. Durch die Auffassung von Krankheit als etwas das Mensche „befällt oder ereilt" kann man ihn von der politischen

Verantwortung bei der Vergrößerung der Belastungen die krank machen in einer intensiven Industrie mitgewirkt zu haben freisprechen. Eine fortgeschrittene Industriegesellschaft macht die Menschen krank, weil sie sie unfähig macht, sich mit ihrer Umwelt auseinanderzusetzen. Die ärztliche Diagnose bietet dem Patienten die Versicherung seiner persönlichen, politischen Unschuld. Durch die Benennung der Leiden in einer Fachsprache, die einer Elite vorbehalten ist, und die der Patient nicht versteht, wird Krankheit zu einem Instrument der Klassenherrschaft. Tatsache aber ist, dass die meisten Therapien und Diagnosen das Verständnis von Laien keineswegs überfordern sobald die Effizienz der Medizin in der Alltagssprache bewertet wird. Die Befürworter einer weiteren Medikalisierung bringen aber immer den Einwand, dass der Patient zu ängstlich und emotional unfähig zu einer rationalen Selbstbehandlung sei.

Tod kontra Tod

Der Tod als Ware

Illich befasst sich mit dem Bild des „natürlichen Todes". Dieses Bild war vom 16. Bis zum 20. Jhdt. sehr gebräuchlich und bezieht sich auf die Vorstellung, dass der Tod uns bei guter Gesundheit im hohen Alter unter ärztlicher Betreuung trifft. Andere Bilder sind der „primitive Tod" und der „moderne Tod". Das Bild des natürlichen Todes hat sich über 500 Jahre in fünf unterschiedlichen Phasen entwickelt. Die Geschichte des natürlichen Todes ist die Geschichte der Medikalisierung des Kampfes gegen den Tod.

Der religiöse Totentanz

Für Menschen in primitiven Gesellschaften entstand der Tod durch Intervention einer unheimlichen, übernatürlichen, göttlichen, höheren Macht. Bis ins Spätmittelalter kämpfte die katholische Kirche gegen heidnische Bräuche, bei denen die Menschen nackt, rasend, ihre Schwerter schwingend über die Gräber tanzten. Ab dem 15. Jhdt. überwiegten aber die Darstellungen der Totentänze als Spiegelbilder der Menschen. Jeder Mensch tanzt mit seiner eigenen Sterblichkeit. Diese Darstellung des Totentanzes drückt die Bereitschaft der Menschen aus, ihren Tod als Teil des menschlichen Lebens anzusehen.

Dance macabre

Das Bild des Todes wandelte sich vom Spiegelbild des Menschen in eine unabhängige Gestalt. Dieses Bild des Todes ist das eines Gesetzesvollstreckers der jeden herumwirbelt und dann niedermäht. Mit den Lehren Luthers wird die Welt zu einem Ort des Verderbens aus dem Gott den Menschen rettet. Das Interesse an der Messung der Zeit brachte eine neue Vorstellung von der Selbstwahrnehmung. Der Mensch steht dem unausweichlichen Tod gegenüber, der Tod ist ein Naturphänomen für das kein übelwollender Akteur verantwortlich ist. Mit dieser Erkenntnis versuchte der Mensch die Kunst des Sterbens zu erlernen. Der Mensch im 17. Jhdt. fürchtete den Tod mehr als das Urteil Gottes.

Mit dem Auftreten des Todes als Person im „Jedermann" wurde auch der Leichnam als Lehrmaterial in den Hörsälen der Renaissance Universität.

Der bürgerliche Tod

Das aufkommende Bürgertum wollte nur einen Tod akzeptieren, der sie „am Schreibtisch" ereilte. Die Bourgeoisie konnte sich ärztliche Hilfe leisten. Die Möglichkeit länger zu leben brachte im 18. Jhdt. eine neue Krankheitsvorstellung der Reichen. Im Gegensatz zu den Leiden der Armen, die sich keine ärztliche Behandlung leisten konnten, wurde Gesundheit ein Privileg der neuen Mittelschicht. So erlangten Ärzte neue Macht, ohne dass erwiesen war, dass sie Krankheiten beeinflussen konnten oder nicht. Der „Tod zur rechten Zeit" gehörte zum Klassenbewusstsein des neuen Bürgertums.

Der klinische Tod

Der Wandel der Vorstellung vom Tod über den Abruf Gottes, später über ein Naturereignis wurde nun zu einer Folge von durch den Arzt attestierter Krankheiten. Dadurch erlangten Ärzte einen hohen gesellschaftlichen Rang. Es entstand die neue Rolle des Landarztes, die bis in die Zeit des zweiten Weltkrieges nahezu unverändert blieb. Der Stadtarzt entwickelte sich zum Kliniker. Die wissenschaftlich geschulte Ärzteschaft entwickelte hohes Expertenbewusstsein.

Gewerkschaftliche Forderungen nach dem natürlichen Tod

Im 20. Jhdt. wurde der Tod unter der Pflege klinisch ausgebildeter Ärzte sowie lebenslange ärztliche Betreuung aller Menschen erstmals als Bürgerrecht verstanden. Die Gesellschaft sieht sich von nun an verpflichtet, für jeden Menschen ärztliche Behandlung sicher zu stellen. „Jeder Todesfall, der ohne ärztliche Behandlung eintritt, kann ein Fall für den Staatsanwalt werden." Der Konsum von Medizin für alle macht ungesunde Arbeitsbedingungen, eine verseuchte Umwelt und lärmenden Verkehr scheinbar erträglich. Auch die Darstellung des Todes wird eine ganz andere. Während bis ins 19. Jhdt. der Arzt mit dem Tod um das Leben eines Menschen feilscht, wird er auf neueren Darstellungen als Kämpfer gegen und Sieger über den Tod dargestellt. Der Anspruch auf gleiche medizinische Versorgung für alle bedingt aber auch die Abhängigkeit von einem schrankenlos expandierenden Industriesystem.

Der Tod auf der Intensivstation

In der heutigen kommerzialisierten Welt tritt der sozial anerkannte Tod dann ein, wenn der Mensch nicht nur als Produzent, sondern auch als Konsument unbrauchbar geworden ist. Die Apokalypse wird zu einer möglichen Konsequenz einer direkten Entscheidung des Menschen. „Der westliche Mensch hat das Recht verloren, beim letzten Akt selbst Regie führen zu dürfen." Die Gesundheit ist enteignet und der „technische" und „mechanisierte Tod" hat durch die Medikalisierung der Gesellschaft alle anderen Todesarten besiegt.

3. Diskussion:
3.1. Wissenschaftliche Bewertung

Illich selbst schreibt in einem Nachwort der 2007 erschienenen 5. Auflage seines Buches er wolle sich „ *als Siebzigjähriger mit der Streitschrift des damals Fünfzigjährigen kritisch befassen.*"[21]

Er selbst also nennt sein Werk eine Streitschrift. Die Professoren Aram Ziai und Cord Jakobeit nennen es eine Kritik der Industriegesellschaft und der Moderne. Diese sei auch für die Entwicklungsländer relevant. Illich warb für eine alternative Art der Bedürfnisbefriedigung und hat auf die Unmöglichkeit hingewiesen, das westliche Entwicklungsmodell zu verallgemeinern. „Er wird heute vor allem in den „Post-Development-Ansätzen" rezipiert, deren Verfechter sich radikal vom konventionellen Denken über Entwicklung abgrenzen."[22]

Rahnema und Bawtree 1997 haben Ilichs Gedanken weitgehend unverfälscht aufgenommen und weiterverarbeitet. Diese Ansätze weisen jegliche „Entwicklung" nach dem Vorbild der Industrieländer zurück aber auch jegliche alternative „Entwicklung". Sie verweisen auf die mit ihr einhergehende Zerstörung der Autonomie und der *„subsistenten Strukturen und der kulturellen Vielfalt der lokalen Gemeinschaften.* "[23]

---

21 Illich 1995, 205

22 Jakobeit, Ziai 2003

23 Ebda

Illich selbst sagte bei einem Vortrag in Bologna im Jahr 1998 über sein Buch: *"Ich begann das Buch mit den Worten: 'Die etablierte Medizin hat sich zu einer ernsten Gefahr für die Gesundheit entwickelt'. Diese Behauptung löste gelegentlich Zweifel an der Seriosität des Autors aus, konnte aber damals auch befremden, verwundern und verärgern".* Illich betonte bei diesem Vortrag, dass er nun nicht mehr hinter diesem Satz stehe, weil „*inzwischen den Medizinern das Ruder der 'Biokratie' aus der Hand genommen wurde".*[24]

Zum Zeitpunkt des Vortrages in Bologna 1998 meinte Illich er würde die "Nemesis" heute mit einem anderen Satz beginnen, nämlich mit diesem: *"Das gesellschaftliche Streben nach Gesundheit ist zum vorherrschenden pathogenen Faktor geworden."*[25]

Ein Gesundheitsverständnis, das Gesundheit weniger an objektive wissenschaftliche Daten und dadurch ermöglichte Normierungen bindet, bildet den Hintergrund für den Begriff der Medikalisierung. Gesundheit wird als interpretierbar angesehen und demgemäß als kulturelles Konstrukt.[26]

Im Alter scheinen Menschen in besonderem Maße für den enteignenden und entmündigenden Zugriff der Biomedizin geeignet zu sein. In der kritischen Diskussion um die Rolle des westlichen wissenschaftlichen Medizinparadigmas hat sich seit den 1970ger Jahren nicht nur bei Illich der Begriff der

---

24 Illich, Bologna 1998

25 Ebda

26 Vgl. Grönemeyer, Kobusch, Schott 2008; 170 f.

Medikalisierung etabliert. Der französische Philosoph Michel Foucault prägte einen Medikalisierungs- oder Medizinierungsbegriff, der als Ursache für den hegemonialen Anspruch der Biomedizin auf das Leben die historische Genese des medizinisch wissenschaftlichen Blicks auf den menschlichen Körper ausmacht.[27]

Die Auffassung von Gesundheit in ihrer geschichtlichen kulturellen Bedeutung steht nun die naturwissenschaftliche Fixierung von Gesundheit als dem Ziel biomedizinischen Handelns. Kulturelle und individuelle Unterschiede, Fragen der Persönlichkeitsstruktur des Patienten, also subjektive Parameter sowie die Wichtigkeit des Arzt-Patienten-Dialoges spielen nur mehr eine untergeordnete Rolle. Es geht nun darum zu bestimmen, was es für einen Patienten heißen kann, gesund zu sein. Es sieht so aus, als wäre der Begriff der Gesundheit von der Medizin exklusiv als Fachterminus okkupiert. Als Reaktion auf diese Inanspruchnahme eines für das menschliche Leben zentralen Begriffes wie die Gesundheit durch die wissenschaftliche Medizin entwickelte sich unter dem Terminus „Medikalisierung" eine grundlegende Kritik am abendländischen Konzept der Heilkunde. Eines dieser kritischen Schriften ist hier Ivan Illichs „Die Nemesis der Medizin" Die Kritik der Medikalisierung des Lebens, in der Erstauflage aus dem Jahre 1975.

Illich versteht unter der Gesundheit eine offene Größe. In verschiedenen Kulturen entwickelt sich ein anderes

---

27 Vgl. Brunnett 2007, 175-177

Gesundheitsverständnis und jeweils andere Umgangsweisen mit Schmerz, Krankheit, und Tod. Die Medikalisierung durch einen sogenannten kosmopolitischen Medizinbetrieb steht dieser kulturellen Differenzierung entgegen. Der technisierte Medizinbetrieb nivelliert national und international die traditionell entwickelte Gesundheitsprogramme und verhindert auch eine neu angepasste Ausdifferenzierung der Diätetik, also eines bewussten Umgangs mit der eigenen Gesundheit und Krankheit.[28]

Barbara Duden spricht auf einem Symposion für Ivan Illich zum Abschied an der Universität Bremen im Jahr 2003 unter dem Titel: „Ivan Illich - Jenseits von Medical Nemesis (1976) - auf der Suche nach den Weisen, in denen die Moderne das 'Ich'

und das 'Du' entkörpert"

Einige Autoren entdecken Ivans Untersuchungen zur Zweckwidrigkeit moderner Institutionen wieder. Seine (Ilichs) Behauptung, dass die großen Dienstleistungs-Instanzen je mehr sie konsumiert werden, die Mehrzahl der Menschen, für die sie geplant wurden, von den Zielen entfernt, die zu realisieren sie eingerichtet und finanziert wurden wird heute nicht mehr bezweifelt:

> ...„die Pflichtbeschulung lähmt das freie Lernen, die Beschleunigung der Automobile und die Verdichtung des Verkehrs behindert die Zugänglichkeit durch die Füße, die Medizin bedroht die Gesundheit ihrer Patienten, der

---

28 Vgl.: Ilich, 1995, 91

geplante und normierte Wohnungsbau verunmöglicht es, sich ein Zuhause selbst zu schaffen."[29]

In den Nachrufen wird Illich als *„wichtigster Kritiker des weltweiten Entwicklungsprojekts der Nachkriegsjahrzehnte geehrt, als einer, der die Kehrseite bereits aufdeckte, als noch alle Welt dessen Heilsversprechen anhing."*[30]

3.2. Illichs Text im Vergleich mit anderen Schriften

Mit Kritik am Gesundheitssystem befasst sich auch Fintelmann in seinem Buch: „Intuitive Medizin". Auch er spricht von der „naturwissenschaftlichen Medizin:

> *„Vom gesicherten Standpunkt der modernen naturwissenschaftlichen Medizin aus muss Gesundheit identisch sein mit der völlig intakten Mechanik des Leibes, diesen als komplizierten Automaten gedacht."*[31]

Der Körper funktioniert, die Medizin „misst" und bestimmt, wann ein nicht der Norm entsprechendes Funktionieren vorliegt. Dazu Fintelmann:

> *„So muss für den mechanisch definierten (also naturwissenschaftlichen) Gesundheitsbegriff die Norm*

---

29 Duden Barbara 2003

30 Ebda

31 Fintelmann 2007, 91

31

herangezogen werden, die Norm objektiver Befunde. Hat ein Mensch bei allen heute möglichen diagnostischen Untersuchungen sämtliche Ergebnisse im Bereich der gesetzten Norm muss er als gesund gelten, wobei die schon geschilderte Diskrepanz zwischen 'Befund und Befinden' erneut in unser Blickfeld tritt.[32]

Über dieselbe Situation schreibt Illich:

„Nicht mehr der leidende Mensch, sondern die Krankheit stand im Mittelpunkt des medizinischen Systems.... Krankheit konnte durch Messungen verifiziert werden. Sie konnte durch Experimente und Bewertungen nach technischen Normen unterzogen werden.[33]

So schreibt auch Fintelmann über das Kranksein und die Therapie, die durch vorher vorgenommene Messungen und einer Bewertung nach festgelegten Normen bestimmt wird:

„Eine wissenschaftlich anerkannte Therapie ist das Ergebnis von Experimenten, die statistisch untersucht und belegt sind. Sie legitimiert sich durch Statistiken das heißt für den einzelnen Patienten besteht nur noch eine den Resultaten entsprechende Wahrscheinlichkeit:

+ dass er gebessert wird

+ oder aber unverbessert bleibt

+ oder sich gar verschlechtert[34]

---

32 Fintelmann 2007, 61
33 Illich 1995, 115
34 Fintelmann 2007, 15

Illich sieht in der sich verändernden Umwelt, wie besonders zur Zeit der industriellen Revolution, eine krankheitsfördernde Situation. Fintelmann beschreibt ebenso den Umweltfaktor, nennt aber die Möglichkeit als Individuum über Gesundbleiben oder Krankwerden mit zu entscheiden.

> *„Wir sehen also, dass die Umwelt des Menschen schon von größter Bedeutung für seine Gesundheit oder sein Krankwerden ist, dass aber die Entscheidung, ob der Mensch ihr gegenüber gesund bleibt oder krank wird, immer primär von dem einzelnen Menschen abhängt.“*[35]

Der einzelne Mensch soll viel an Verantwortung für seine Gesundheit übernehmen, denn viel von der jeweiligen Lebensweise insbesondere Ernährung und Bewegung haben Auswirkung auf Gesundheit oder Krankheit.

„Heute noch gilt, dass sechzig bis achtzig Prozent der Faktoren, die eine gute Gesundheit bewirken, nichtmedizinischer Art sind.“[36]

Wir alle, Politik und Gesellschaft, müssen viel tun, dass es nicht dazu kommt wie Kickbusch schreibt: *„Die Generation der heute sechs- bis zehjährigen könnte die erste sein, die eine geringere Lebenserwartung hat als ihre Eltern.“*[37]

Es muss zu einem Umdenken kommen. Ein Wendepunkt erfolgte im 19. Jahrhundert als grundsätzliche Umorientierung hin zur

---

35 Ebda 69

36 Kickbusch 2006, 18

37 Ebda 19

Sicherung der öffentlichen Gesundheit, im 20. Jahrhundert die Ausrichtung hin zur Absicherung des Einzelnen bei Krankheit, Invalidität und Alter als Mittelpunkt. Im 21. Jahrhundert nun wird Gesundheit verstärkt zum Produkt. Gesundheit wird allgegenwärtig und somit interessant für den Markt und eine große Verantwortung für Politik und Bürger.[38]

Kickbusch spricht von einer heutigen „Gesundheitsdiktatur". Sie schreibt, dass die spanische Gesundheitsministerin die Forderung an Modeketten stellt, keine allzu dünnen Modells mehr zu beschäftigen, da ca. 1 Million Spanierinnen an einer Essstörung leiden. Umfragen ergeben, dass die Gesellschaft vom Staat immer mehr schützende Maßnahmen erwartet, dass die Bevölkerung in vielen europäischen Staaten sogar weiter gehen würde als die Politik. Ein Wertewandel findet statt, *„Die Gesellschaft erwartet von den Unternehmen soziale Verantwortung, insbesondere bezüglich der Gesundheit der Kinder".*[39] Doch die Industrie argumentiert mit der Wahlfreiheit der Konsumenten, und viele Bürger hängen leider dieser Meinung an.

Aber diese Gesundheit ist nicht mehr etwas, was als Wohlsein erlebt wird. Sie wird als die optimale Einstellung individueller Subsysteme auf den ökologischen und ökonomischen Rahmen verstanden. Die Einwilligung in dieses Einstellungsbedürfnis läuft auf das Erlöschen der Subjektivität hinaus.[40]

3.3. Persönliche Stellungnahme

---

38 Vgl.: Kickbusch 2006, 17

39 Ebda 21

40 Vgl.: Illich Ivan 1998

Ich persönlich finde das Buch noch immer aktuell und zeitlos. Es betont Werte wie Freiheit und Selbstverantwortung. Auf vielen Ebenen ist heute die Eigenverantwortlichkeit der Menschen geschwächt. Menschen lassen sich gerne manipulieren und „entmündigen" im Sinne von „alle anderen sind verantwortlich nur ich nicht".

„Der Mensch wird zunehmend seiner Eigenverantwortung für die Gesundheit und seiner Autonomie beraubt."[41]

Ich stimme Illich zu, wenn er meint, der Gesundheitsbegriff sei losgelöst von den so wichtigen Faktoren wie die Persönlichkeit des Patienten und der Beziehung zwischen Arzt und Patienten. Die Individualität des Patienten wird vernachlässigt gegenüber einer Überbewertung der Apparate und Maschinen die der Diagnose der Krankheit dienen sollen. Als Patient fühlt man sich völlig hilflos dem Urteil der Ärzte ausgeliefert. Die Medizin ist eine hochtechnische Angelegenheit geworden. Diese Medikalisierung unserer westlichen Zivilisation war daher auch großer Kritik unterworfen. Die Iatrogenese, also gesundheitsschädigende Auswirkungen durch die medizinische Behandlung, ist eine Folge der Medizintechnologie. Die kulturelle Iatrogenese entsteht, wenn – wie Illich sagt – *„der Medizin-Betrieb den Willen der*

---

41 Brunnett 2007, 172

Menschen schwächt, ihre Realität zu erleiden".[42]

Sehr interessant finde ich Illichs Beschreibung über den Schmerz. Ärzte entscheiden, welcher Schmerz physisch, welcher psychisch und welcher eingebildet oder simuliert ist. Sie entscheiden auch welchen Schmerz der Patient, die Patientin spüren darf. Bei Schmerzen, die „erlaubt" sind, kann ein Schmerzmittel gegeben werden.

Als Patientin wird man dadurch entmündigt. Ich weiß aus eigener Erfahrung wie „schmerzvoll" es ist, mit dem subjektiven Schmerz nicht wahrgenommen zu werden.

Die Erkenntnis, dass ein anderer Mensch die Worte „mein Schmerz" nie genauso verstehen kann, wie ersterer sie meint ist meiner Meinung nach eine Tatsache. Niemand kann dafür dieselbe Empfindung erfahren wie das jeweilige „ich".

So wie diese außerordentliche Gewissheit „mein Schmerz" nur der jeweiligen Person gehört, ist jeder damit auch ganz allein. Der Schmerz eines anderen kann nie so empfunden werden wie der eigene. Auch die Gewissheit, dass jeder mit seinem Schmerz allein ist kann ich bestätigen.

„In der medizinwissenschaftlichen Konstruktion von Krankheit hat der Schmerz keinen besonderen Stellenwert. Schmerzen sind zu behebende Symptome, die für die Frage nach Krankheitsursachen unerheblich sind."[43]

---

42 Illich 1995, 91

43 List 2001, 182

Die subjektive Empfindung von Schmerz ist von Kultur zu Kultur und von Mensch zu Mensch unterschiedlich.

> *„Kulturen sind Systeme von Sinnbedeutungen; die kosmopolitische Zivilisation ist ein System von Techniken. Kultur macht den Schmerz erträglich, indem sie ihn in ein sinnvolles Umfeld integriert; die kosmopolitische Zivilisation löst den Schmerz aus jedem subjektiven oder objektiven Kontext, um ihn zu beseitigen.“*[44]

List schreibt dazu Folgendes:

> *„In der medizinwissenschaftlichen Konstruktion von Krankheit hat der Schmerz keinen besonderen Stellenwert. Schmerzen sind zu behebende Symptome, die für die Frage nach Krankheitsursachen unerheblich sind.“*[45]

> *„Man kann nicht vom Schmerz reden, ohne zur Kenntnis zu nehmen, dass da jemand ist, die oder der Schmerzen hat. So gesehen ist die Thematisierung des Schmerzes ein Politikum.“*[46]

Ich glaube, dass die Schmerzschwelle in den letzten Jahren niedriger geworden ist. Es gibt für jeden Schmerz sofort eine Tablette oder andere Droge.

---

44 Illich 1995, 94
45 List 2001, 182
46 Ebda 183

„Schmerz verwandelt sich daher in Nachfrage nach mehr Drogen, Hospitälern, ärztlichen Dienstleistungen und anderen Produkten eine organisierten, unpersönlichen Fürsorge und eine politische Begründung für noch mehr organisiertes Wachstum, ganz gleich um welchen menschlichen, sozialen oder ökonomischen Preis.“[47]

Der Schmerz als Begriff kann nur subjektiv verstanden werden. Auch der Ausdruck von Schmerz ist sehr persönlich, aber auch von der jeweiligen Kultur geprägt.

Was bedeutet der Schmerz als subjektives Phänomen? Wie kann das, was als körperliches Gefühl oder Körperempfindung erlebt wird, in die Formation und die Performation des Subjektes eingehen?[48]

Was das Verhältnis zwischen Arzt und Patient anbelangt, kann ich Illich in seiner Meinung, die Übereinstimmung zwischen beiden sei verschwunden, in den meisten Fällen auch zustimmen. Die technischen Einrichtungen haben meist die menschliche Zuwendung abgelöst, sowie das Zuhören durch das Abhorchen mit dem Stethoskop ersetzt wurde.

„Diese Verwandlung des Arztes, der zuhörte, zum Mediziner, der eine Pathologie zuschreibt, wurde im 20. Jahrhundert

---

47 Illich 1995, 95/96
48 Vgl.: Ebda 183

abgeschlossen."[49]

Ich möchte mit einem Zitat von Ilona Kickbusch abschließen: *„Die Gesundheitsgesellschaft entsteht vor unseren Augen. Wenn alles Gesundheit wird, heißt das noch lange nicht, dass alles auch gesund wird."*[50]

49 Illich, 1998

50 Kickbusch, 2006

4. Literatur

- Brunnett, Regina (2007): Foucaults Beitrag zur Analyse der neuen Kultur von Gesundheit, in: Anhorn, Roland; Bettinger, Frank; Stehr, Johannes (Hgg.): Foucaults Machtanalyse und Soziale Arbeit, Wiesbaden, 169-184, http://www.wissenschaftsforum-ruhr.de/cms/files/Medikalisierung_und_alternde_Gesellsc haft.pdf (Abgerufen: 30.05.2011)
- Duden, Barbara (2003): Symposium für Ivan Illich zum Abschied.
- „Ivan Illich - Jenseits von Medical Nemesis (1976) - auf der Suche nach den Weisen, in denen die Moderne das 'Ich' und das 'Du' entkörpert"
- Universität Bremen, 7-8. Februar 2003.
- www.pudel.uni-bremen.de/pdf/1Symposion.pdf (Abgerufen: 26.05.2011)
- Elias, Norbert (1964): Die Gesellschaft der Individuen, Frankfurt a. Main S 164
- Fintelmann, Volker (2007): Intuitive Medizin – Anthroposophische Medizin in der Praxis; Grundlagen – Indikationen – Therapiekonzepte; 5., vollständig überarbeitete Auflage, Stuttgart: Hippokrates.
- Grönemeyer, Dietrich; Kobusch, Theo; Schott, Heinz (Hgg.), Thomas Welt (Mitarb.)(2008): Gesundheit im Spiegel der Disziplinen, Epochen, Kulturen. Ars medicinae 1, Tübingen

- www.dietrich-groenemeyer.com/index.download. dc7fa5587457dcb71b107dda7548ced5.pdf (Abgerufen: 26.05.2011)

- Illich, Ivan (1995): Die Nemesis der Medizin. Die Kritik der Medikalisierung des Lebens, 5. Auflage 2007, München: C.H. Beck. [Erstauflage unter dem Titel „Die Enteignung der Gesundheit", Reinbek bei Hamburg 1975].

- Illich, Ivan (1995): Kulturelle Iatrogenesis, in Ivan Illich: Die Nemesis der Medizin. Kritik der Medikalisierung des Lebens. München: C.H. Beck 91-145

- Illich, Ivan (1998): Und führe uns nicht in Versuchung, sondern erlöse uns von dem Streben nach Gesundheit. Eröffnungsvortrag auf dem Symposium

- "Gesundheit Krankheit - Metaphern des Lebens und der Gesellschaft"

- [Deutsche Version in Zusammenarbeit mit Silja Samerski und Matthias Rieger] In: Le Monde diplomatique. Deutsche Ausgabe, 4/5. Jg., April 1999 in einer Übersetzung aus dem Französischen. Copyright Ivan Illich.

- www.Pudel.uni-bremen.de_illich_98 (Abgerufen: 26.05.2011)

- Kamper, Dietmar; Wulf, Christoph (Hg.) (1981): Die Wiederkehr des Körpers, Frankfurt a. Main.

- Kickbusch, Ilona (2006): Gesundheit für alle. Alles wird Gesundheit. Wirklich alles. In: Wissensmagazin für Wirtschaft, Gesellschaft, Handel, GDI IMPULS Sommer 2006.

- http://www.ilonakickbusch.com/news/Kickbusch_Ilona_2
  _06.pdf (Abgerufen: 21.05.2011)
- List, Elisabeth (2001): Schmerz-Botschaft des Nein im Sprechen des Körpers. In: Elisabeth List: Grenzen der Verfügbarkeit. Die Technik, das Subjekt und das Lebendige. Wien. 177-191
- Urban, Martin (2002): Zum Tod des Kulturkritikers und Menschenfreundes Ivan Illich. In: Süddeutsche Zeitung, 5. 12.2002.
- http://www.oefse.at/download/bibdok/ivanillich.pdf (Abgerufen: 15.06.2011)
- Ziai, Aram; Jakobeit, Cord (2003): Entwicklungstheorie: Wer ist Wer? Ivan Illich (1926-2002) Modernisierung als Feind humaner Entwicklung. In: E+Z, Zeitschrift für Entwicklung und Zusammenarbeit, 2/2003
- http://www.inwent.org/E+Z/content/archiv-ger/02-2003/trib_art1.html (Abgerufen: 30.05.2011)
- http://www.medpsych.uni-freiburg.de/OL/glossar/body_iatrogenesis.html (Abgerufen: 15.06.2011)
- http://www.soziologie.phil.uni-erlangen.de/archiv/files/lehre/DieGeburtderKlinik.pdf
- (Abgerufen: 30.05.2011)

5. Internetrecherche: Selbsthilfegruppen für Schlaganfallpatienten

Der Gesundheit wird von den Menschen unserer Gesellschaft hohe Bedeutung beigemessen, ja es herrscht eine oft „exaltierte" (Beate Robertz-Grossmann) Sorge darum. Hat ein Mensch die Gesundheit verloren, wird Hilfe und Unterstützung von verschiedenen Institutionen angeboten. Ich befasse mich mit der Recherche über Schlaganfallpatienten – Selbsthilfegruppen.

Eine sowohl sehr umfangreiche wie hilfreiche Internetseite gibt es für den Raum Wien:

www.schlaganfallselbsthilfe.org/

Der Verein Schlaganfallselbsthilfe für Wien stellt sich zur Aufgabe, Selbsthilfegruppen zur flächendeckenden Versorgung Wiens zu gründen und diese in ihren Aktivitäten zu unterstützen.

Der Verein fördert den Aufbau einer Schlaganfallberatungsstelle für allgemeine Informationen zu medizinischen, sozialen und rechtlichen Belangen bzw. Hilfe beim Finden kompetenter Einrichtungen. Ihnen obliegt die Sammlung und Auswertung von Erfahrungen, Problemen und Anliegen.

Auf der Internetseite dieses Vereins wird sehr viel Information und Hilfe angeboten und Öffentlichkeitsarbeit geleistet.

In gesellschaftspolitischer Hinsicht die Aufklärung über Prävention eines Schlaganfalls und die möglichen Folgen, sowie Vorurteile abzubauen und die Integration Betroffener zu fördern. Das öffentliche Interesse für Rehabilitation soll geweckt werden.

Gesundheitspolitisch wird die Umsetzung eines flächendeckenden Schlaganfallversorgungskonzeptes unterstützt, wie die psychologische Betreuung von Betroffenen und Angehörigen.

Außerdem wird Hilfe bei Gesprächen mit den Versicherungsträgern über Kostenübernahme von Therapie, Kuraufenthalten und Hilfsmitteln geboten. Die Forderung für den Ausbau von Nachbehandlungseinrichtungen wird forciert.

www.schlaganfallselbsthilfe.org/sites/Hilfe.htm

Dieser Leitfaden für Betroffene und Angehörige enthält eine wirklich sehr brauchbare Liste mit Ratschlägen für Fragen, Hilfe und Unterstützung von A-Z, sehr brauchbar für Hilfe wann, wo, wie und von wem.

Auf dem „Gesundheitsportal":
www.gesundheit.gv.at/Portal.Node/ghp/public/content/Dachverb and_der_Schlaganfall-Selbsthilfegruppen_Oesterr_LN.htm gibt es Links zu Selbsthilfegruppen in allen Bundesländern Österreichs.

Bei Eingabe des Suchbegriffes „Selbsthilfegruppen" kommen wieder verschiedene Links zur Nachsorge, Hinweise zu finanzieller Hilfe, Hilfe für Betreuung, Beratung und Betreuung von Angehörigen, Heilmittel und Heilbehelfe oder eine Liste mit Rehabilitationseinrichtungen.

„Gesundheit zählt für die meisten Menschen zum wertvollsten Gut. Die Sicherung der Gesundheit ist in Österreich eine gesetzlich verankerte Aufgabe der öffentlichen Hand. Umfangreiche Leistungen werden in verschiedenen Bereichen des Gesundheitssystems erbracht, damit allen Österreicherinnen und Österreichern eine hochwertige Gesundheitsversorgung zur Verfügung steht." www.gesundheit.gv.at

www.ingramcontent.com/pod-product-compliance
Lightning Source LLC
Chambersburg PA
CBHW070233210526
45168CB00020B/2125